# OBSERVATIONS CLINIQUES

## Sur l'emploi de l'eau froide

# DANS LA FIÈVRE TYPHOIDE

### Affusions froides et lavements froids

PAR LE DOCTEUR C. MERLE,

Médecin de l'Hôtel-Dieu de St-Etienne.

— ⚬ —

SAINT-ETIENNE

Imprimerie et lithographie J. Pichon, rue de la Croix, 13.

1877

# OBSERVATIONS CLINIQUES

## Sur l'emploi de l'eau froide

## DANS LA FIÈVRE TYPHOIDE

Affusions froides et lavements froids

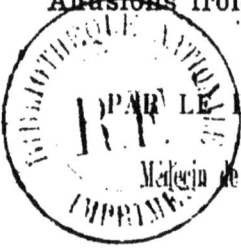

PAR LE DOCTEUR C. MERLE,

Médecin de l'Hôtel-Dieu de St-Etienne.

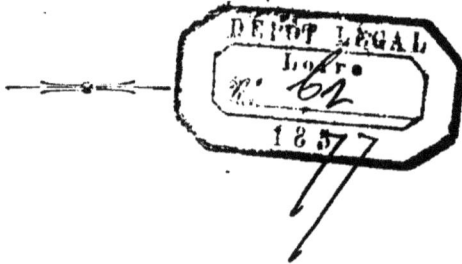

SAINT-ETIENNE

Imprimerie et lithographie J. Pichon, rue de la Croix, 13.

1877

# OBSERVATIONS CLINIQUES

## SUR L'EMPLOI DE L'EAU FROIDE

### DANS LA FIÈVRE TYPHOIDE

*(Affusions froides et lavements froids)*

Par le docteur C. MERLE,

Médecin de l'Hôtel-Dieu de Saint-Étienne.

———————•◄•———————

Si l'on étudie les diverses méthodes de traitement appliquées à la fièvre typhoïde, depuis que
cette grave affection a pris dans le cadre noso-
logique une place bien déterminée, on voit bien
vite qu'à chaque époque, le traitement a changé
suivant l'idée que se faisaient les cliniciens de la
nature de la maladie.

Les uns, au temps où l'idée broussaisienne
dominait la thérapeutique, voyant surtout dans
la fièvre typhoïde une inflammation, employaient
à sa cure les antiphlogistiques et les émollients.
D'autres cliniciens n'ayant en vue que l'embarras
gastrique traduit au début de la fièvre typhoïde
par l'état saburral du tube digestif, ont institué
la médication dite purgative. D'autres ayant, avec
juste raison, remarqué que certaines fièvres
typhoïdes guérissaient d'elles-mêmes, se sont
contentés de demander à l'hygiène les éléments
de leur traitement; ils ont, comme on dit à
Montpellier, aidé la nature médicatrice; ils ont

créé la médication expectante. D'autres médecins s'inspirant des travaux de leurs devanciers, et empruntant à chacun d'eux ce qu'il semblait avoir retiré de son observation personnelle, ont fait de l'éclectisme et ont fait de la médecine des symptômes. Je ne vous apprendrai rien, Messieurs, en vous disant qu'à chacune des méthodes que je viens d'énumérer, se rattachent des noms illustres et des statistiques séduisantes. Quand en étudiant la nature intime de la fièvre typhoïde, on se fut bien persuadé de sa nature infectueuse, quand le microscope eut permis de reconnaître dans le sang des typhiques des bacteries comme dans le sang des individus morts du charbon, bacteries d'autant plus nombreuses que la maladie est en pleine évolution, on a cherché à combattre avec plus ou moins de bonheur l'intoxication du sang des typhiques par les antiseptiques, la creosote, les hyposulfites, l'acide phénique, l'iode, etc. Je ne parle pas de la médication tonique qui s'adressant à un symptôme (l'adynamie) remplit et remplira toujours à une certaine période une des indications les plus précises dans le traitement de la fièvre typhoïde; enfin, l'étude de la température morbide et de la fièvre qui en est le principe, a fourni des indications nouvelles auxquelles on a répondu par des médications souvent empruntées à l'ancien répertoire, mais mises au courant des recherches

cliniques soigneusement contrôlées par l'emploi
du thermomètre. Hirtz, l'éminent clinicien qui
fut une des lumières de la regrettée Faculté de
Strasbourg, fait remarquer avec raison (1) qu'en
France a commencé la renaissance de la thermométrie clinique (travaux de Piarry, Andral,
Gavarret, Chossat de Genève, Henri Boyer, Claude
Bernard, Marrey, Charcot); mais cependant il faut
reconnaître à nos voisins d'Outre-Rhin le mérite
d'avoir généralisé l'étude clinique de la température
dans les maladies (Traube, Wonderlisch, etc).

Or que nous ont appris ces recherches si
intéressantes : tout d'abord, c'est que la température
constitue dans la fièvre un symptôme de premier
ordre, symptôme immuable et constant; l'al-
tération du pouls, signe qu'on recherche le
plus ordinairement pour constater la fièvre, peut
varier sous l'influence d'un état nerveux, d'un
état maladif du cœur ou des poumons; au contraire,
en dehors des limites étroites dans lesquelles se
tient la température animale (36 à 38°) une
augmentation de température indique toujours
la fièvre. La température persiste-t-elle sans
diminuer d'intensité, on peut affirmer une fièvre
continue. Appliquant à la fièvre typhoïde la
thermométrie clinique, on a vu bien vite que
l'élévation de la chaleur dans la fièvre typhoïde
constituait un des plus grands dangers de la

(1) Article Chaleur. — Dictionnaire de Jaccoud.

maladie. Certains cliniciens pensent que dans la fièvre typhoïde, la fièvre et l'élévation de température qui en est l'expression, n'est pas seulement l'élément le plus dangereux de la maladie mais le danger lui-même ; ces cliniciens considèrent en dernier ressort, la malignité dans les fièvres constituées par l'excès de chaleur dans le sang ; pour eux, le délire, les soubresauts des tendons, l'ataxie, l'adynamie, ne sont que l'expression de cet excès de température. Il y a, je crois, de l'exagération dans cette manière de voir ; il faut tenir compte dans la fièvre typhoïde de l'action primordiale qu'exerce sur le centre nerveux l'élément d'infection, mais il n'est pas moins vrai que si une fièvre typhoïde peut être grave sans présenter une élévation marquée de température (forme nerveuse), on peut dire que la température ne peut s'élever à un certain degré dans la fièvre typhoïde sans entraîner un pronostic fâcheux.

Des réflexions qui précèdent, il résulte que dans les maladies fébriles et dans la fièvre typhoïde en particulier, la chaleur morbide serait l'élément capital de la fièvre. On a donc cherché les moyens de s'opposer à l'excès de la température fébrile. La diète, les émissions sanguines, les antimoniaux, le calomel, le sulfate de quinine ont été employés dans ce but plus ou moins heureusement. Pendant mon séjour à Strasbourg, j'ai été témoin de guérisons remarquables, obtenues par Hirtz dans la

fièvre thyphoïde par l'emploi de la digitale que
cet éminent clinicien manie avec une sagacité
remarquable (1). La digitale ainsi que la veratrine
employée surtout à Paris par Oulmont, ont cependant l'inconvénient d'être quelquefois mal tolérées
par le tube digestif et de n'amener qu'au bout de
plusieurs jours la chute de la température.

En Allemagne, on s'est adressé en pareil cas à
l'emploi de l'eau froide comme agent antifébrile.
Il est aujourd'hui bien avéré, Messieurs, que
les allemands n'ont pas employé les premiers
l'eau froide dans les fièvres, mais ils ont tracé les
règles de son emploi méthodique, et, depuis long-
temps déjà, l'emploi des bains froids dans le typhus
abdominal était érigé en méthode dans toutes les
universités allemandes quand l'usage en a été
introduit en France; pour mon compte, j'ai vu
employer cette méthode, en 1869, à l'université
bavaroise de Wurzbourg. Elle a été vulga-
risée en France par M. le docteur Glénard,
de Lyon, qui l'avait vu employer à Stettin, par le
professeur Brandt. Le docteur Glénard traçait de
la méthode de Brandt un tableau magnifique et, du
reste, il employa à la faire connaître et à la propager
un talent réel qui lui a déjà acquis un renom de bon
aloi dans le corps médical français. Je ne vous
parlerai pas, Messieurs, de la médication de la
fièvre typhoïde par la méthode de Brandt; la

(1) Il employait la poudre fraîche de digitale à la
dose de 60 centigrammes à 1 gramme par jour.

Société des Sciences médicales de Lyon vient de faire paraître les comptes-rendus d'une enquête dans laquelle sont résumés les résultats de cette pratique employée par bon nombre de médecins de Lyon, et il semble résulter de la lecture de ce rapport, que j'ai lu avec la plus grande attention, que la méthode de Brandt constitue dans quelques cas une médication héroïque. C'est souvent une arme à double tranchant dont il ne faut se servir qu'avec ménagement, et beaucoup pensent qu'elle ne doit pas être employée d'après la formule aphoristique de Brandt : à tout typhique, un bain d'eau froide à 20 degrés toutes les quatre heures.

Il est certain cependant, Messieurs, que l'emploi de l'eau froide dans la fièvre typhoïde a rendu des services réels ; mais pour qu'une médication se généralise, il faut qu'elle devienne pratique ; c'est ce qui semble avoir été compris. Après la méthode allemande, a surgi ce qu'on peut appeler la méthode française. A côté des bains froids qui nécessitent un grand tact clinique, une surveillance attentive, un personnel intelligent, n'y aurait-il pas lieu d'employer l'eau froide sous une forme plus modérée, plus acceptable du public? Certains médecins se rappelant du bien-être qu'éprouvent les typhiques auxquels on pratique des lotions froides, ont recommandé des affusions froides, des compresses froides souvent renouvelées, et disent avoir recueilli de leur médication des résultats encourageants.

Dans un mémoire extrêmement intéressant publié dans le tome 18 du Lyon médical, M. le docteur Foltz, professeur d'anatomie à l'École de Médecine de Lyon, qu'une mort prématurée vient de ravir à l'affection du corps médical lyonnais, a étudié l'action du lavement froid sur l'organisme. Il a prouvé par de nombreuses expériences :

1° Qu'un lavement froid abaissait de plusieurs dixièmes de degrés la température du corps ;

2° Que l'abaissement de température varie avec la température de l'eau employée ;

3° Que la durée d'action du lavement est en raison inverse de sa température ;

4° Que l'effet produit sur l'organisme met à se dissiper un temps double de celui qui a été nécessaire à sa production ;

5° Que le lavement froid agit surtout au début dans les cinq premières minutes de son administration ;

6° Que le lavement froid peut abaisser d'un demi-degré environ la température générale du corps, et qu'en donnant plusieurs lavements, coup sur coup, on peut augmenter encore cet abaissement de la température.

Suivant M. Foltz, le lavement froid agirait de deux façons: par son contact, il soustrait du calorique qu'il emporte s'il est rejeté ; s'il est absorbé, il agit à la manière des mélanges et

agit directement après absorption sur le sang
de la veine porte et des veines hépatiques que
les expériences de Claude Bernard nous montrent
comme étant le plus chaud de l'économie.

M. Foltz a appliqué au traitement de la
fièvre typhoïde la méthode du lavement froid
en la combinant parfois avec l'emploi des bains
à 20 ou 25 degrés. Il donne des lavements de
10 à 15 degrés dont le volume est proportionné
au poids du sujet et les renouvelle toutes les
3 ou 4 heures en les éloignant ou les rapprochant
au besoin. Le résultat a été extrèmement satis-
faisant, puisque sur 27 cas, 15 graves et 12
bénins, M. Foltz dit n'avoir perdu qu'un malade.
La compétence et l'honorabilité de M. Foltz nous
sont de sûrs garants de l'authenticité de sa
statistique. Séduit par la lecture de ce mémoire,
j'ai saisi l'occasion qui m'était offerte d'étudier
l'action du lavement froid dans la fièvre
typhoïde.

Ces observations sont au nombre de quatre
seulement. Je n'ai soumis au traitement par
l'eau froide que les cas très-graves, comme vous
pourrez en juger ; j'ai annexé à chaque observation le tracé thermométrique, la température étant
prise une ou deux fois par jour suivant l'indication,
et j'ai soigneusement noté le jour où l'eau froide
a été employée pour la première fois. Il est aisé
d'embrasser d'un coup-d'œil l'ensemble de
l'affection.

## Ire OBSERVATION.

Fièvre continue atano-adynamique. Lavages et lavements froids. *Guérison.*

Duclos, soldat au 121me de ligne, entre à l'Hôtel-Dieu le 21 août 1876, dans la Salle Saint-Maurice. Ce malade, àgé de 24 ans, raconte que, trois jours auparavant, il a éprouvé une courbature accompagnée de frisson et de céphalée. On lui a donné à l'infirmerie de la caserne un vomitif puis une dose de quinine.

Actuellement, il éprouve une céphalée violente; il tousse, la langue est sèche, la peau brûlante, le ventre douloureux; constipation opiniâtre. La fièvre revient plus intense à 10 heures du soir, et la veille, le malade a encore eu un frisson.

Traitement : sulfate de soude, tisane amère.

22. Le malade a eu un frisson la veille ; à la visite du matin, le pouls est à 88 degrés, la température 39, 2 pour monter à 40 degrés à la visite du soir; je prescris : Eau de Sedlitz un verre tous les matins; sulfate de quinine 0,50 centigrammes en deux fois, trois heures avant le frisson du soir.

Du 23 au 31 août, les symptômes de la fièvre typhoïde s'accentuent, le frisson du soir cesse et est remplacé par un état fébrile continu avec exacerbation vespérine. Vers la fin d'août, les symptômes d'adynamie apparaissent, (fuliginosités, stupeur, délire.) Le malade est mis à l'eau vineuse et aux préparations de musc et de quinquina.

Le 31 août, le pouls marque 110 pulsations, la température du soir atteint 40 degrés pour redescendre le matin à 39 et quelques dixièmes. Je songe alors à combiner l'emploi de l'eau froide à celui des toniques, et je prescris :

Eau vineuse, potion avec 2 grammes extrait de quina, 20 grammes rhum, 10 gouttes teinture de musc, lavages toutes les heures avec l'eau fraiche vinaigrée, un lavement d'un litre d'eau froide toutes les trois heures, le lavement sera gardé cinq minutes au moins; si l'intestin ne le tolère pas, on fera une sorte d'irrigation rectale pendant cinq à dix minutes. L'interne de service sera chargé de surveiller le traitement et de mettre au courant l'infirmier de service.

Ce traitement est continué depuis le 1er septembre jusqu'au 7 septembre; à ce moment, le malade peut être considéré comme entrant en convalescence; la température du matin est de 37° 5 pour atteindre 38° le soir. Un fait intéressant à noter est celui-ci : au 1er septembre, le blessé plongé dans un état d'adynamie complète, était atteint d'une broncho-pneumonie hypostatique, l'expectoration était nulle et l'auscultation permettait de constater une gêne entière de la respiration. Malgré les affusions froides, et plutôt grâce à ces affusions, on a pu voir la bronchite diminuer d'intensité à mesure que la température s'abaissait, l'expectoration se montrer, le troisième ou quatrième jour, après l'emploi de l'eau froide.

Le militaire est sorti de l'Hôtel-Dieu complétement rétabli pour aller passer dans sa famille un congé de convalescence de quatre mois.

## 2me OBSERVATION.

Fièvre continue à forme adynamique. Complications cérébrales. Affusions d'eau froide et lavements froids. *Guérison.*

Laurent, soldat au 121me de ligne, entre à la Salle Saint-Maurice le 14 septembre 1876. Il est malade depuis huit jours environ, éprouve de la céphalée, des lombagos, un sentiment de prostration profonde. Sécheresse de la langue, accélération du pouls. Douleur et gazouillement dans la fosse iliaque droite.

Je diagnostique d'amblée une fièvre continue sur laquelle je porte un pronostic grave basé sur l'état général du malade et l'élévation de la température qui, dès le second jour de l'entrée, atteignait 40° et quelques 10° ; à la visite du soir, le pouls se maintenait de 100 à 110.

Sous l'influence de l'administration de la digitale et de quelques laxatifs, l'état général du malade reste stationnaire du 16 au 19 septembre, le pouls et la température ayant été un peu abaissés par

l'emploi de la digitale. Le 19 septembre, éruption
confluente de taches rosées lenticulaires, le malade
tombe dans un état d'adynamie profonde, la langue
devient noire et rôtie, les narines s'encroûtent de
fuliginosités, le délire devient continu et, dans la
nuit du 18 au 19, devient assez intense pour
nécessiter l'emploi de la camisole de force.

Le 20, au matin, la température atteint 38°4 ;
je prescris : lavements froids toutes les 3 heures,
compresses froides sur la tête et le ventre et en
même temps une potion avec de l'extrait de quinquina et 20 gouttes teinture de musc. Le soir, la
température atteint 39°5 puis 38°6, une heure
après le lavement.

Le 21, au matin, j'apprends que la nuit a été
meilleure ; le malade a été plus calme ; il comprend
les questions qu'on lui adresse sans y répondre
d'une manière bien nette ; la langue est toujours
sèche et fendillée ; il y a des soubresauts de
tendons, les taches rosées lenticulaires ont
envahi la presque totalité du corps.

Le 22, amélioration notable, le malade comprend
les questions qui lui sont adressées ; la figure est
un peu animée, la langue bien que fuligineuse
semble se nettoyer sur les bords, l'éruption
lenticulaire pâlit, abaissement de la température,
(voir le tracé thermométrique), bronchite sans
expectoration.

23. Réponses nettes, langue un peu humide, la bronchite est plus intense, le malade tousse davantage mais expectore un peu, encore quelques soubresauts des tendons.

25. Intelligence normale, langue un peu sèche mais déjà nettoyée sur les bords. La bronchite persiste (on réduit à quatre par jour les lavements froids), on supprime les compresses froides sur la poitrine.

26. Température et pouls normal, langue bonne, le malade peut s'asseoir sur son lit.

Depuis ce jour, le malade entre franchement en convalescence ; celle-ci n'est retardée que par la persistance de la bronchite qui cède à un traitement approprié. Quelques semaines après, le soldat Laurent part en convalescence complétement rétabli.

## 3ᵐᵉ OBSERVATION.

Fièvre continue avec symptômes cérébraux précoces. Elévation énorme de la température. (Mort).

Le nommé Pougain, soldat au 31ᵐᵉ régiment d'artillerie, entre à l'Hôtel-Dieu, service des militaires fiévreux, le 21 septembre 1876, présentant tous les symptômes d'une fièvre typhoïde de la plus grande gravité. Sub délirium dans la journée, délire nocturne, météorisme avec gargouillement de la fosse iliaque, pouls mou, dépressible de 110 à 115. Le premier jour de l'arrivée du malade, je note température du matin 39° 2. Le soir, 40°7, pouls à 116. Espérant arriver à modifier la température suivant les indications données par le professeur Hirtz, je prescris la potion ci-dessous à prendre dans la journée :

Infusion de feuilles de digitale 0,50, faire infuser dans eau bouillante 100 grammes.

Ajouter sirop simple 50 grammes.

Eau de cerise 5 grammes.

Pour le lendemain matin, un verre d'eau de Sedlitz.

Le 22. Même état, même traitement; la température du soir est cependant moins élevée.

23. Pouls mou, dépressible, délire continu, dicrotisme du pouls, délire bruyant pendant la nuit, même traitement.

Pour le soir, lavement avec 2 grammes d'hydrate de chloral.

24. L'état est aggravé, le délire nocturne a persisté; je prescris :

Potion avec extrait mou de quina 3 grammes, sirop d'écorce d'oranges amères 20 grammes, teinture de musc 20 gouttes, eau vineuse.

25 septembre. L'état général s'est aggravé et en même temps la température est montée à 40° 3. En face de cet état alarmant et un peu en désespoir de cause, je prescris en même temps que,

les toniques, potion musquée, un lavement d'eau froide toutes les quatre heures, lotions dans l'intervalle avec de l'eau fraîche vinaigrée.

26. L'effet de l'hydrothapie se traduit par un abaissement passager de température ; cependant les symptômes typhiques s'accentuent et le lendemain le malade meurt avec une température de de 41° 6 quelques instants avant sa mort.

N'ai-je pas dans ce cas et en présence de symptômes si alarmants, employé un peu tardivement l'eau froide? N'aurais-je pas dû essayer les bains froids. Aujourd'hui, encouragé par les résultats obtenus et les réflexions que m'ont suggérées mes observations, je crois que je n'hésiterais pas à recourir aux bains froids.

### 4ᵐᵉ OBSERVATION.

Sazelet Frédéric, fièvre continue ataxo-adynamique grave, emploi de l'eau froide. (Guérison).

13 novembre. Le jour de son entrée, congestion pulmonaire intense, le malade présente un peu d'agitation et de fièvre, la langue saburrale; on ne trouve rien à l'auscultation ; après une légère purgation, il se trouve soulagé.

Malaises, fièvre, gargouillements iléo-cœcal avec météorisme, râles muqueux dans les deux poumons.

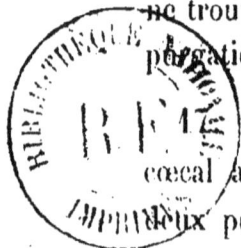

21. La température du soir atteint 40°4, taches
rosées lenticulaires très-confluentes, langue rôtie
fuligineuse, fuliginosité des dents résistant au
lavage avec l'eau de chaux et le citron, sub délirium, facies hébété. On prescrit un lavement
froid toutes les quatre heures, un lavage général
dans l'intervalle des lavements, des compresses
froides à demeure sur la tête et le ventre. Sous
l'influence de l'eau froide, la température baisse
et l'état général s'améliore.

23. L'état général est passable, le délire a disparu;
on prescrit du quinquina. Mais le traitement par
l'eau froide est supprimé par une erreur de la sœur
de service, négligence qui se traduit par une
prompte élévation de la température qui atteint
rapidement 41°8, pouls à 112.

Le traitement par l'eau froide est repris le 26
au soir, et son emploi est immédiatement suivi
d'une chute de température avec amélioration
notable de l'état général, le pouls est à 90. Le 29,
le pouls s'élève le soir à 40°2 sous l'influence
d'une congestion pulmonaire intense à laquelle
on oppose l'usage du kermès.

Le 6 décembre, on supprime l'eau froide. Après
de nombreuses alternatives de mieux et de plus
mal, le malade a fini par guérir, mais comme les
vicissitudes de la seconde partie de sa maladie
ont tenu surtout à l'état de la congestion pulmonaire intense dont il était atteint, je n'ai rapporté

de son observation que ce qui a trait à l'emploi de l'eau froide; c'est grâce à elle, j'en suis persuadé, que ce typhique a pu triompher d'une fièvre exceptionnellement grave se traduisant par une température de plus de 42', la plus élevée que j'ai observée jusque-là dans la fièvre typhoïde.

Un point intéressant à noter, c'est que cette haute température a coïncidé avec la suppression par erreur ou négligence du traitement par l'eau froide.

En terminant, Messieurs, permettez-moi d'ajouter qu'en vous exposant mes recherches sur l'emploi des lavements froids dans la fièvre typhoïde, que j'ai l'intention de continuer quand l'occasion s'en présentera, je n'ai pas voulu apprécier cette méthode, mais seulement appeler sur elle votre attention. Les lavements froids dans la fièvre typhoïde me paraissent remplir une indication rationnelle. Je n'ai voulu que vous exposer des résultats cliniques avec mes succès et mes revers.

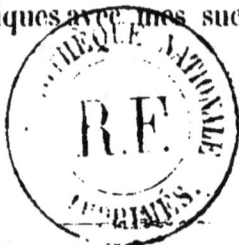

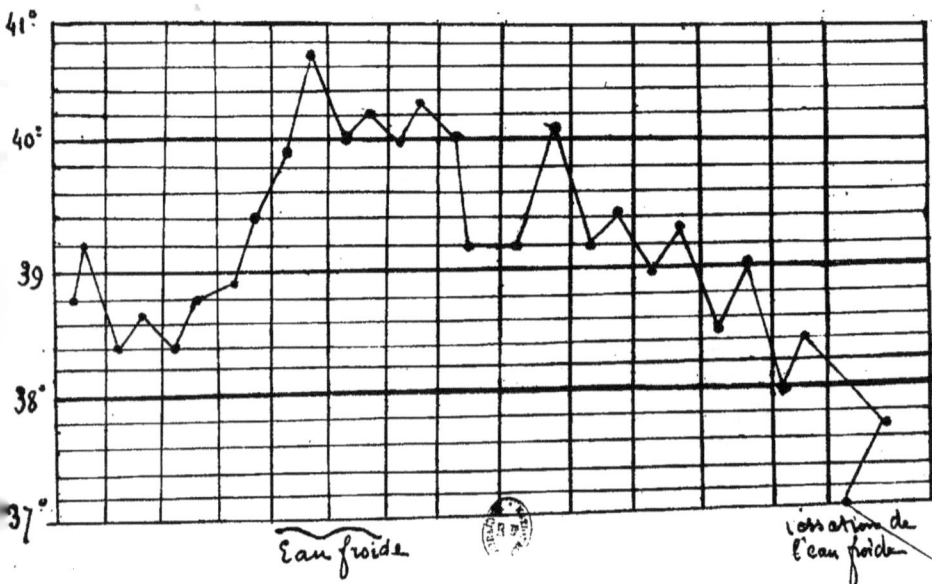

1ère Observation. Duclos

Eau froide

cessation de
l'eau froide

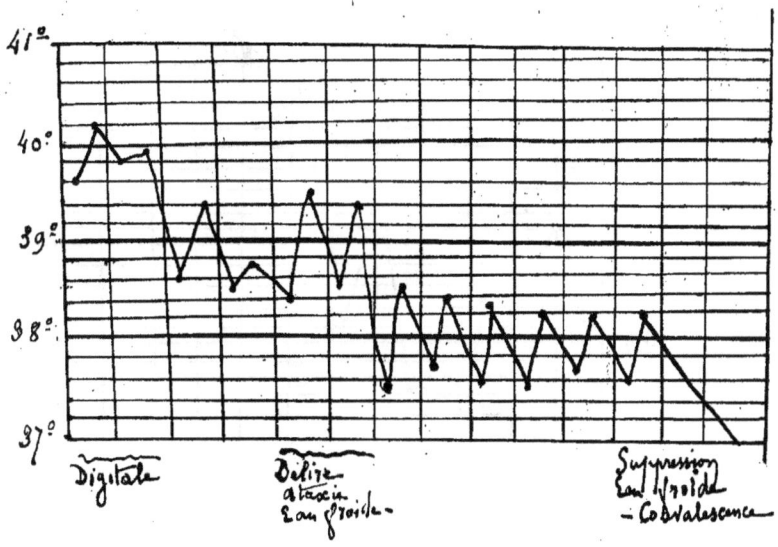

2<sup>ème</sup> Observation. Laurent

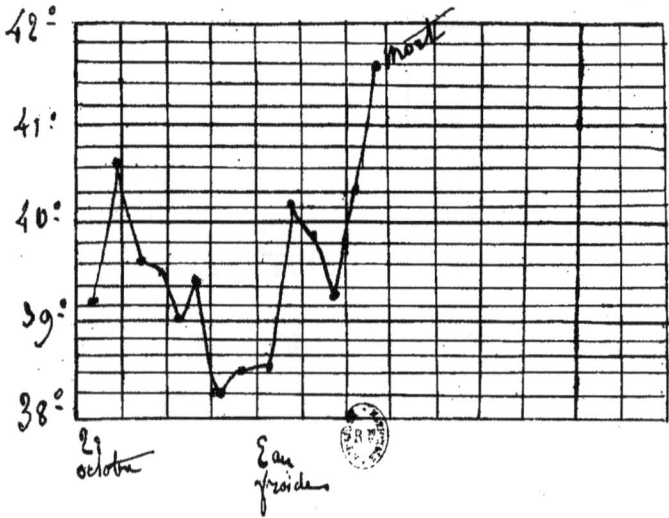

3ᵉᵐᵉ — observation — Pougain

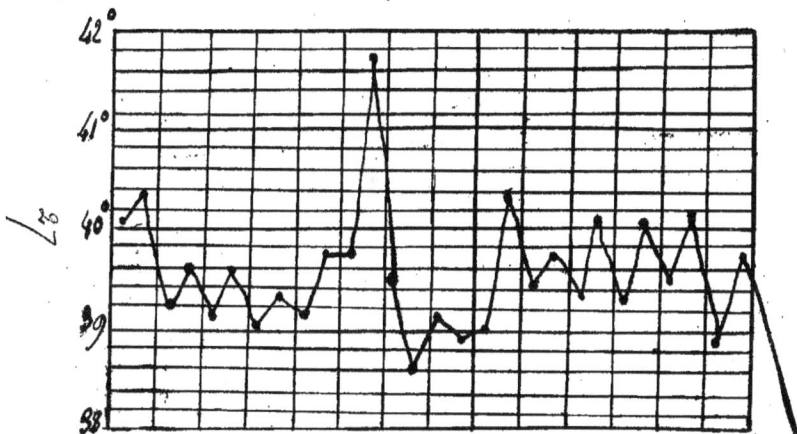

4 ᵉᵐᵉ Observation. Sazalet

www.ingramcontent.com/pod-product-compliance
Lightning Source LLC
Chambersburg PA
CBHW060532200326
41520CB00017B/5214